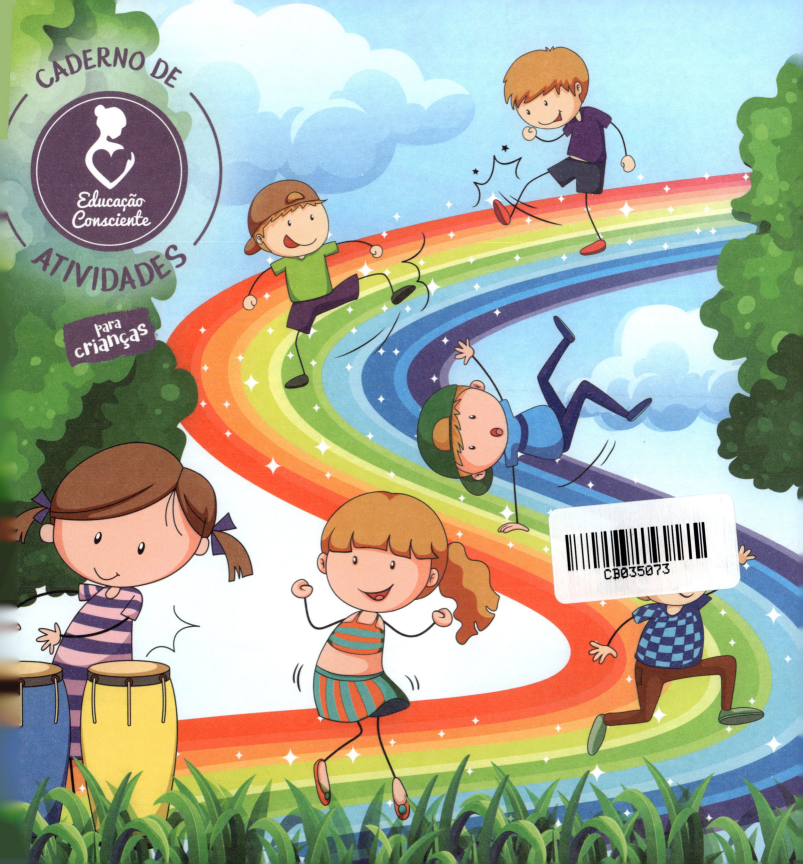

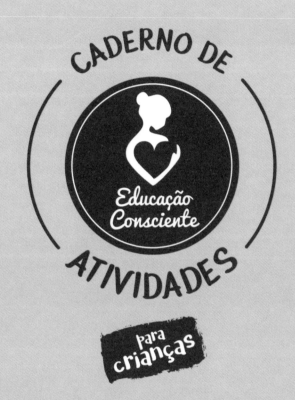

Copyright© 2021 by Literare Books International.
Todos os direitos desta edição são reservados à Literare Books International.

Presidente:
Mauricio Sita

Vice-presidente:
Alessandra Ksenhuck

Capa, projeto gráfico e diagramação:
InMarket Agência Digital

Imagens:
Depositphotos

Revisão:
Rodrigo Rainho

Diretora de projetos:
Gleide Santos

Diretora executiva:
Julyana Rosa

Diretor de marketing:
Horacio Corral

Relacionamento com o cliente:
Claudia Pires

Impressão:
Impressul

Dados Internacionais de Catalogação na Publicação (CIP)
(eDOC BRASIL, Belo Horizonte/MG)

L732e   Lima, Mariana.
         Ensinando a educação consciente brincando / Mariana Lima. –
         São Paulo, SP: Literare Books International, 2021.
         23 x 23 cm

     ISBN 978-65-5922-007-6

     1. Aprendizagem. 2. Brincadeiras. 3. Educação de crianças. I.Título.
                                                                   CDD 370.1523

Elaborado por Maurício Amormino Júnior – CRB6/2422

Literare Books International Ltda.
Rua Antônio Augusto Covello, 472 – Vila Mariana – São Paulo, SP.
CEP 01550-060
Fone: (0**11) 2659-0968
site: www.literarebooks.com.br
e-mail: contato@literarebooks.com.br

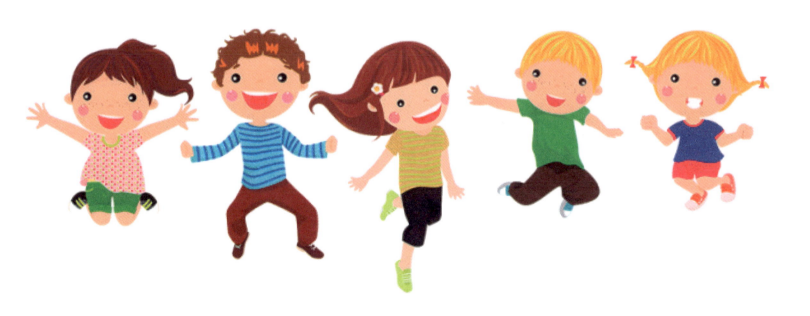

Este é o Caderno das emoções de:

_____

Este caderno tem o objetivo de ajudar as crianças a identificar as emoções, assim conseguirão nomeá-las quando as estiverem sentindo. Esta é uma abordagem que as ajuda a lidar com seus sentimentos e, consequentemente, a controlá-los.

A ideia principal é educar as crianças de hoje com FIRMEZA e GENTILEZA pra que cresçam com autoestima, autocontrole emocional e autorresponsabilidade.

Vamos ensinar brincando!

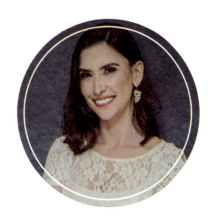

Mariana Lima, mãe de gêmeos, psicóloga, Professional & Self Coach, Practitioner PNL, Kid Coach (ICIJ), certificada como Educadora Parental, Disciplina Positiva na escola e na sala de aula, afiliada da PDA (Positive Discipline Association).

Conheça outros dos nossos produtos nas nossas redes:

- www.educarconsciente.com.br
- www.loja.educarconsciente.com.br
- Instagram: @educarconscienteoficial

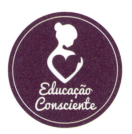

Jogo das emoções

Como você fica quando...

LEVA UM TOMBO	GANHA UM PRESENTE

VÊ UM LOBO MAU	QUER UM BRINQUEDO QUE ESTAVA COM SEU IRMÃO

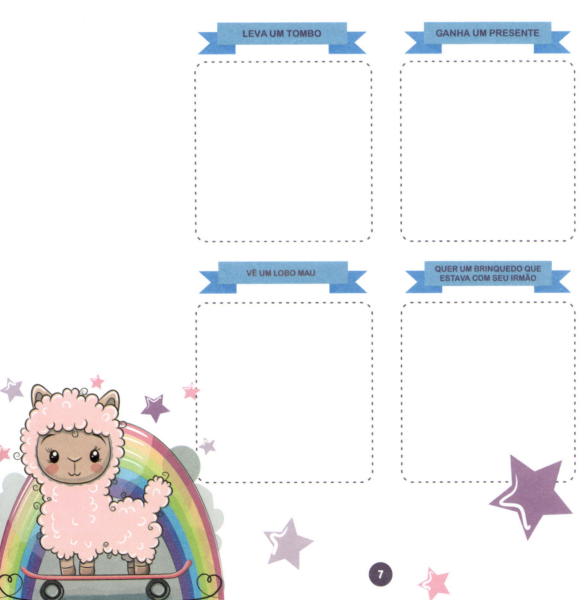

Identificando os sentimentos

Observe os rostos das crianças abaixo e faça o que se pede:

→ Circule as crianças que estão alegres
→ Marque um X na criança triste
→ Risque a criança assustada

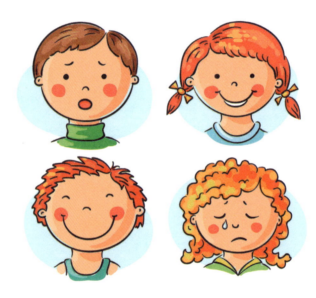

Identificando os sentimentos

Observe as crianças e, de acordo com a legenda, marque:

○ EM QUEM ESTÁ TRISTE.
△ EM QUEM ESTÁ ALEGRE.
✕ EM QUEM ESTÁ ASSUSTADO.
☆ EM QUEM ESTÁ NERVOSO.

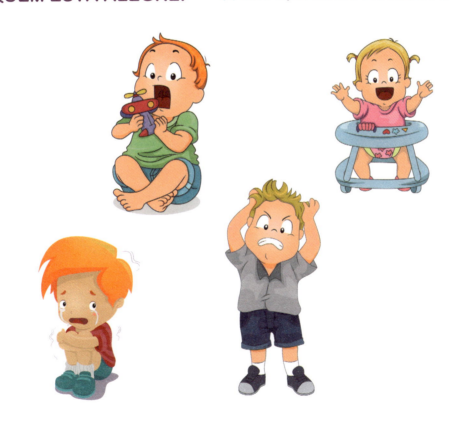

Identificando os sentimentos

→ **Vamos desenhar as emoções nas carinhas abaixo:**

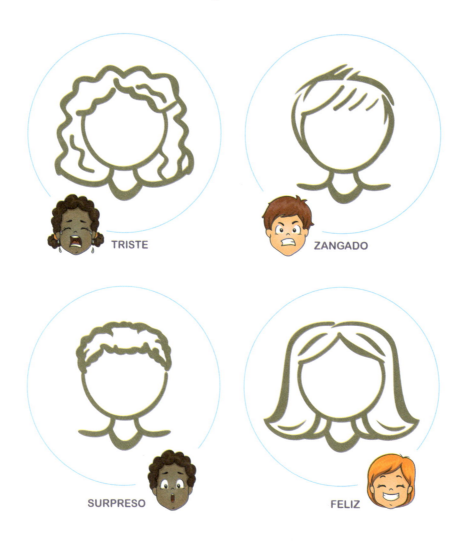

Raiva

Como você pode se acalmar?

→ Vamos circular qual destas opções você prefere quando está com RAIVA:

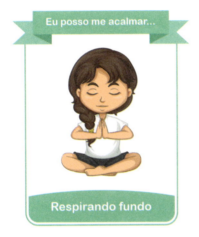

Eu posso me acalmar... Respirando fundo

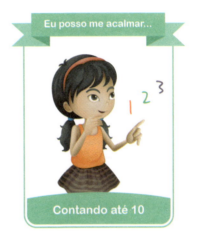

Eu posso me acalmar... Contando até 10

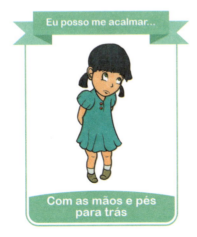

Eu posso me acalmar... Com as mãos e pés para trás

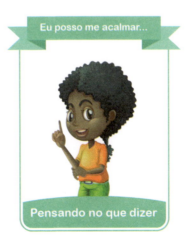

Eu posso me acalmar... Pensando no que dizer

Medo

Pedrinho tem medo de monstro, de noite fala com a mamãe que ele está debaixo da cama.

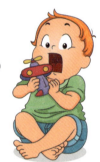

→ Vamos colorir o monstrinho do MEDO do Pedrinho?

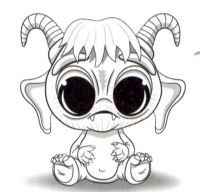

→ Desenhe aqui o seu monstrinho do MEDO fazendo algo bem engraçado

Imagine o lobo mau de óculos escuros e patins!

HA HA! HA HA! HA HA! QUE ENGRAÇADO!!!

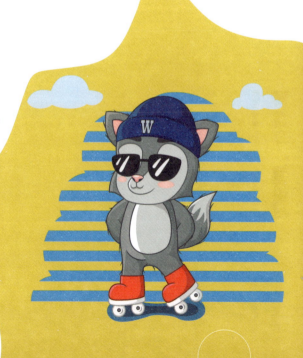

Empolgação e alegria

Qual sentimento estas crianças estão vivenciando?

Estão ALEGRES? EMPOLGADAS?

→ Alguma delas está com sentimento diferente? Circule a criança que NÃO está com expressão de ALEGRIA.

→ O que te deixa alegre e empolgado(a)?

→ Desenhe aqui algo que te deixa alegre e empolgado(a):

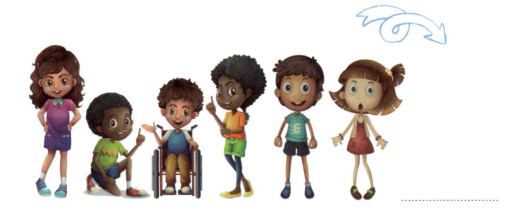

Empatia

EMPATIA é entender como o outro se sente.
Se percebo que meu coleguinha está triste, posso conversar com ele para tentar deixá-lo mais feliz, ou somente sentar ao seu lado.

Quando você está triste, o que gosta que a mamãe ou papai façam para se sentir melhor?
Um abraço? Te levam para brincar?

→ Vamos colorir esta turminha que consegue se colocar no lugar do outro?

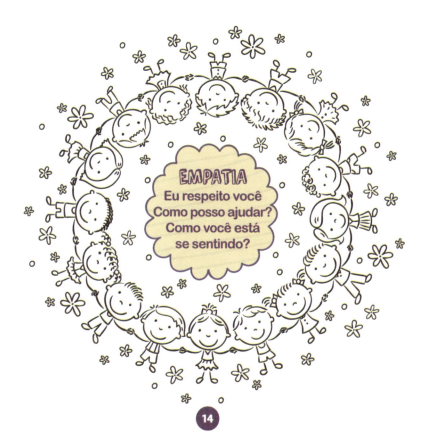

Tristeza

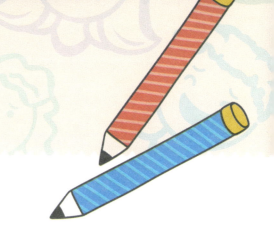

→ **Vamos colorir o bebê TRISTE de azul?**

E os outros você pode colorir com cores que combinem com suas emoções.

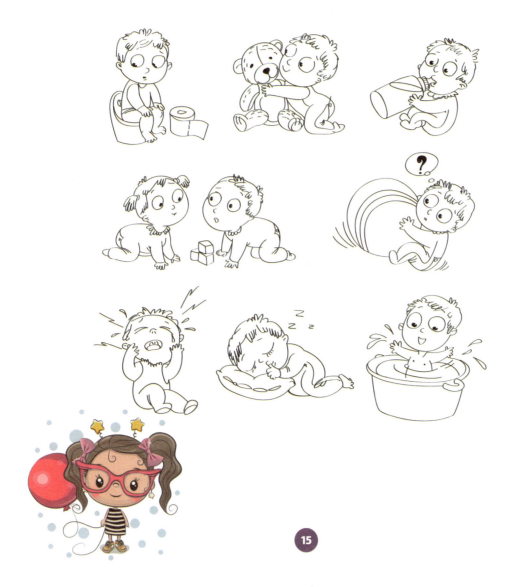

Respeito

O RESPEITO é aceitar as pessoas como elas são. Saber ouvi-las e manter o bom convívio social. É ser educado e entender que as outras pessoas têm o mesmo direito que você tem.

Cada um tem a sua vez de brincar, por exemplo.

→ **Veja esta imagem: ela mostra uma relação de RESPEITO. Vamos colorir as meninas dividindo os brinquedos?**

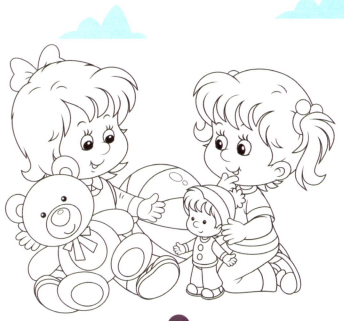

Gentileza

GENTILEZA é ser amável com o outro, oferecer ajuda.

Atos de gentileza:

Ceder o assento às pessoas idosas ou com deficiência;
Agradecer às pessoas que lhe fazem favores;
Cumprimentar as pessoas, com um bom dia, boa tarde ou boa noite;
Pedir licença quando precisar passar pela frente das pessoas;
Pedir por favor;
Incentivar as outras pessoas com palavras positivas.

→ Circule o desenho em que a criança não está sendo GENTIL:

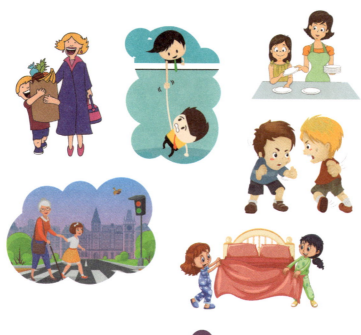

Lugar mágico que acalma

Já imaginou um LUGAR MÁGICO QUE ACALMA?

Pense em um lugar de que você gosta muito: pode ser o espaço sideral, uma floresta, o sofá da sua casa ou a sua cama. Onde se sentir melhor!

Este será o lugar para onde você vai quando estiver com RAIVA ou IRRITADO. Lá você poderá se sentir melhor, respirar fundo, fechar os olhos e imaginar sentimentos bons, até que se acalme.

Qual é o seu espaço que acalma?

→ **Desenhe aqui o seu LUGAR MÁGICO QUE ACALMA:**

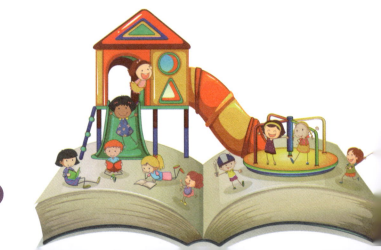

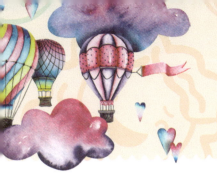

Coragem

Se você fosse um(a) pirata, que sentimento teria ao ir enfrentar uma batalha em terra?

CORAGEM é fortaleza para enfrentar o perigo.

➜ **Faça um desenho seu como pirata aqui:**

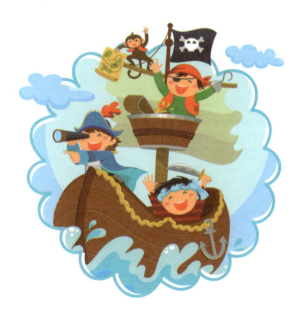

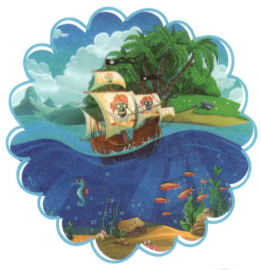

Generosidade e solidariedade

Vamos colorir o menino dando comida para os passarinhos com as cores iguais às do modelo?

ESTE É UM GESTO DE GENEROSIDADE:

Cuidar dos animais, das pessoas que gostamos, dividir o que é nosso com quem possui menos.
Dar alimento aos mais pobres, levar um casaco para quem tem frio, são atos de GENEROSIDADE e SOLIDARIEDADE.

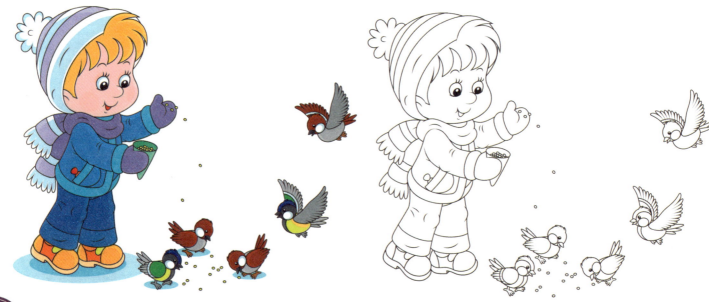

Vamos jogar memória?

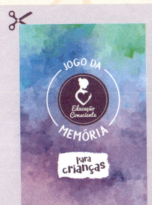
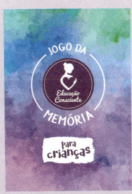
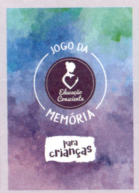
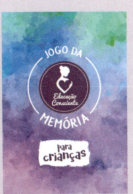
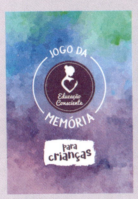
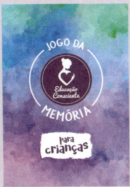
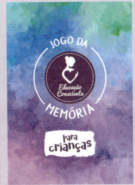
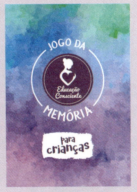
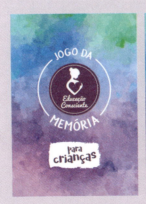
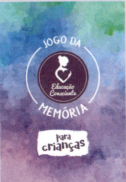
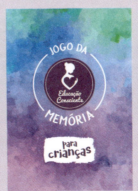
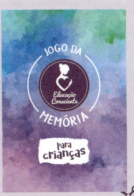

Vamos jogar memória?

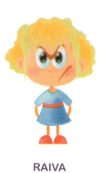 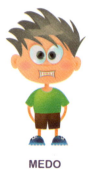 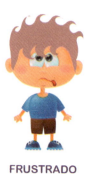 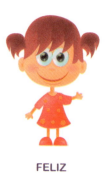

RAIVA — MEDO — FRUSTRADO — FELIZ

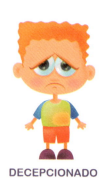 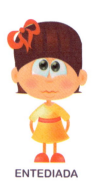 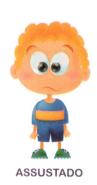 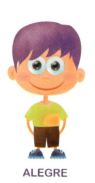

DECEPCIONADO — ENTEDIADA — ASSUSTADO — ALEGRE

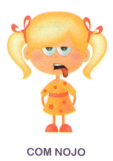 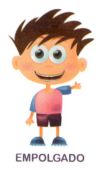 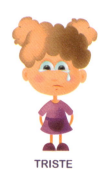 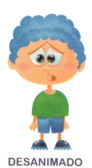

COM NOJO — EMPOLGADO — TRISTE — DESANIMADO

Vamos jogar memória?

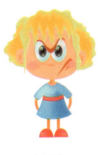 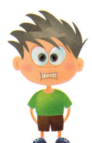 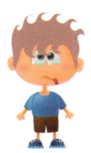 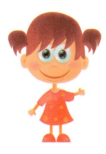

RAIVA — MEDO — FRUSTRADO — FELIZ

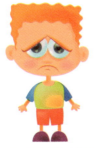 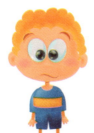 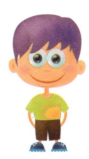

DECEPCIONADO — ENTEDIADA — ASSUSTADO — ALEGRE

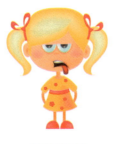 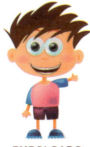 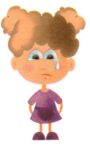 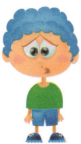

COM NOJO — EMPOLGADO — TRISTE — DESANIMADO

Vamos jogar memória?

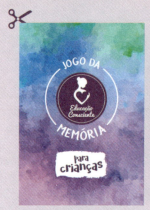
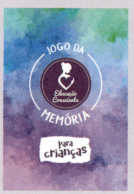
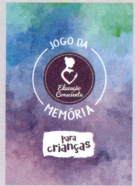
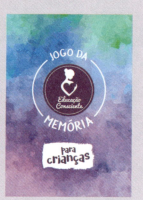
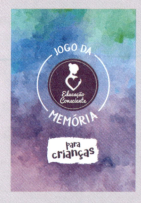
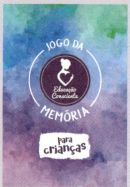
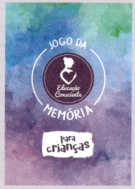
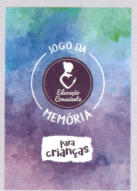
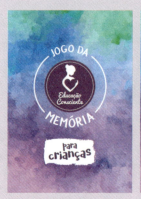
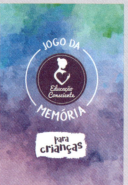
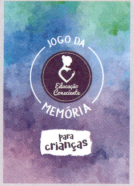
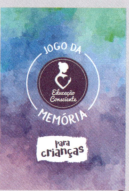

Imaginação

A imaginação é tão importante para criarmos histórias e brincadeiras.

Que tal agora você imaginar algo de que gosta muito?
O que você está imaginando?

→ Encontre no desenho uma menina sorrindo, um menino dando "tchau" e um cachorro:

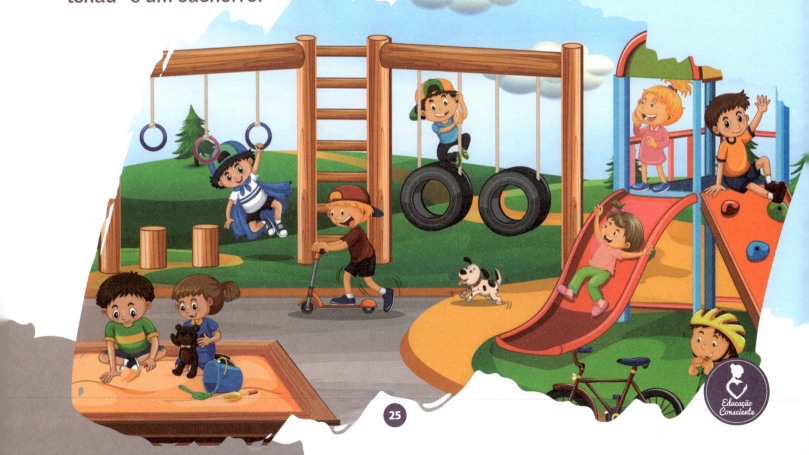

Conte uma história

Vamos contar a história do hipopótamo e da girafa?

Para qual brincadeira o hipopótamo chamou a girafa?

→ Faça o seu desenho aqui, com a girafa e o hipopótamo:

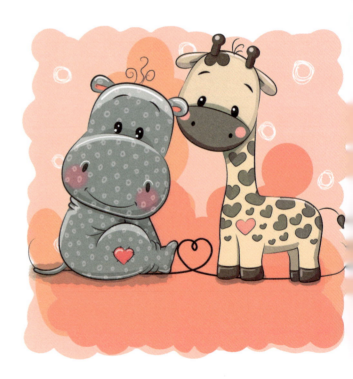

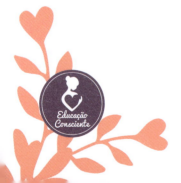

Uma linda amizade

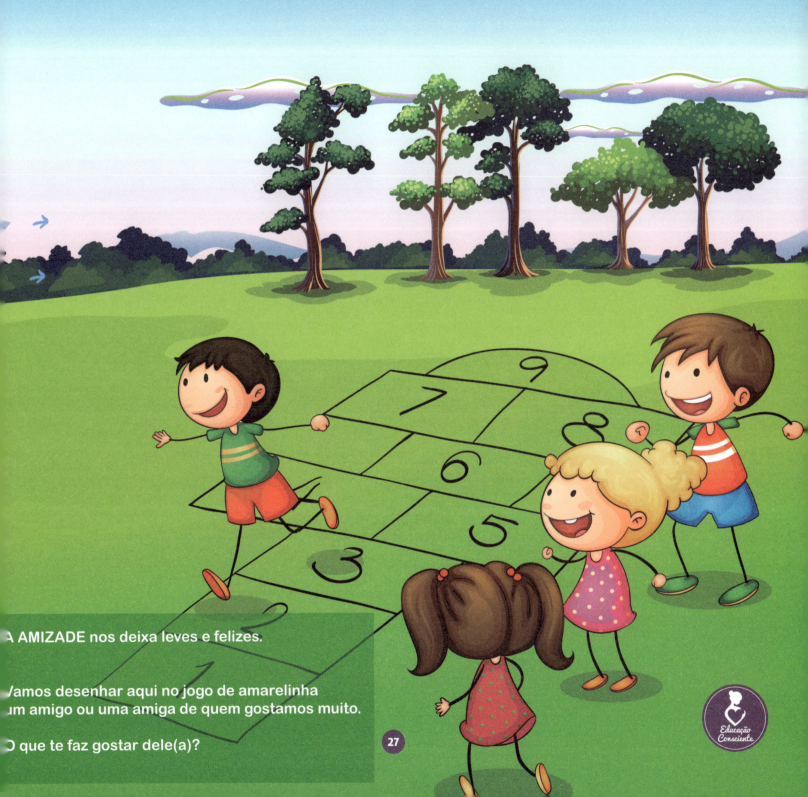

A AMIZADE nos deixa leves e felizes.

Vamos desenhar aqui no jogo de amarelinha um amigo ou uma amiga de quem gostamos muito.

O que te faz gostar dele(a)?

Vamos lavar as mãos

Vamos tirar os bichinhos e bactérias das mãos?

→ Quando temos que lavar as mãos? Faça um X nas opções:

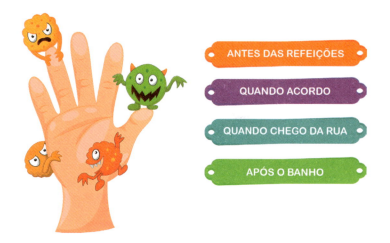

ANTES DAS REFEIÇÕES

QUANDO ACORDO

QUANDO CHEGO DA RUA

APÓS O BANHO

→ Por que é tão importante lavar as mãos?

Marque um X na opção incorreta:

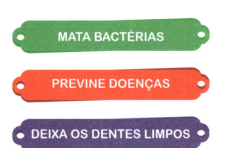

MATA BACTÉRIAS

PREVINE DOENÇAS

DEIXA OS DENTES LIMPOS

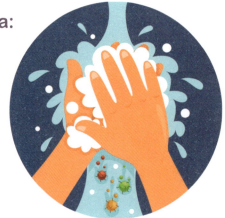

Que emoção é esta?

→ **Ligue as emoções aos personagens de acordo com a expressão do rosto:**

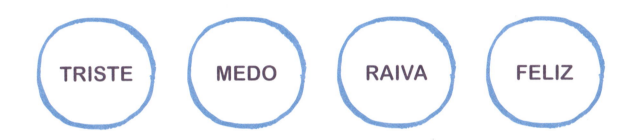

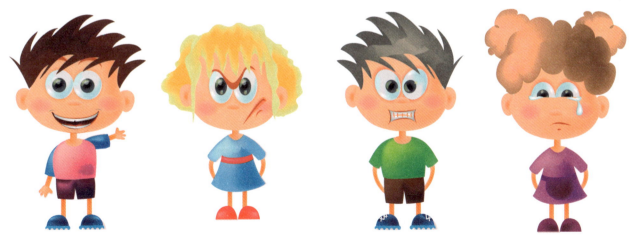

Que mau humor!!!

O que podemos fazer para ajudar esta menina a mandar estes monstrinhos do MAU HUMOR embora?

→ **Desenhe alguma coisa que possa ajudá-la a melhorar o seu humor:**

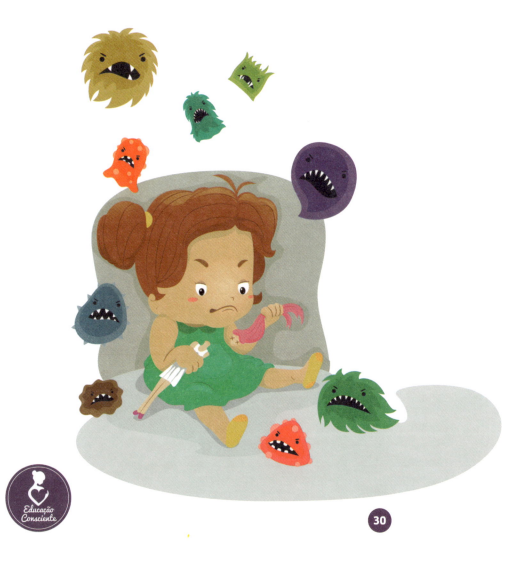

Pessoas felizes

É muito bom quando estamos perto de pessoas FELIZES.

→ **Faça um colorido bem bonito nesta imagem de pessoas ALEGRES.**

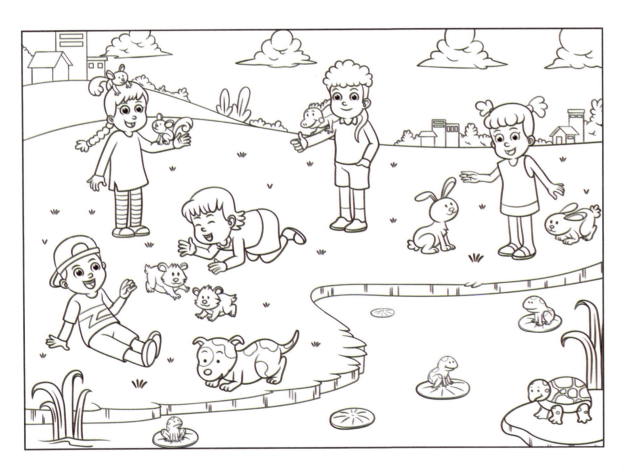

Encontre os cinco erros

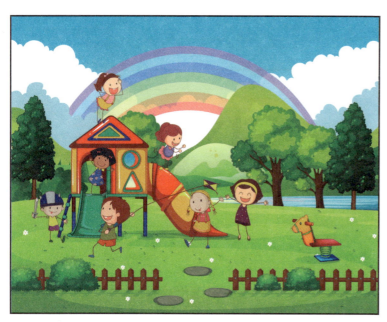
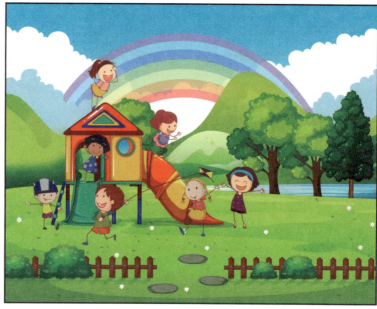

Qual a emoção destas crianças?

➔ Circule o que estão sentindo:

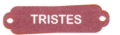 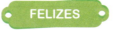

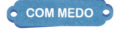 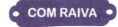

Mas que turminha legal!

É tão bom ter uma turma legal e companheira, não é mesmo?

De quem da sua turma você mais gosta? E por que você gosta dele(a)?

As crianças da imagem estão SORRINDO.

O que faz as pessoas sorrirem?

→ Circule na imagem abaixo o SORRISO de cada uma das crianças.

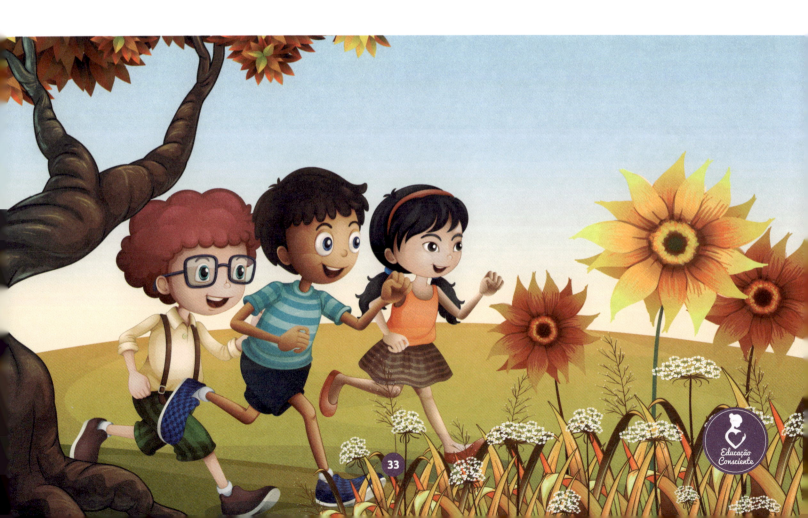

Labirinto

Ajude o menino **TRISTE** a encontrar sua amiga **FELIZ**, assim ele ficará mais animado!

→ **Desenhe alguma coisa que possa ajudá-lo a melhorar o seu humor:**

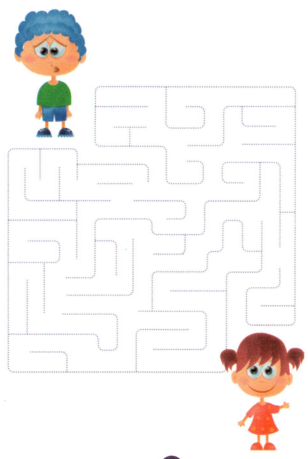

Vamos colorir

Vamos colorir o menino TRISTE de azul:

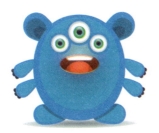

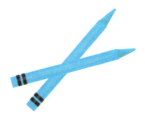

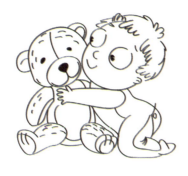

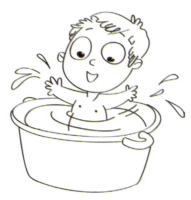

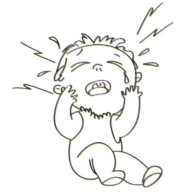

Vamos colorir

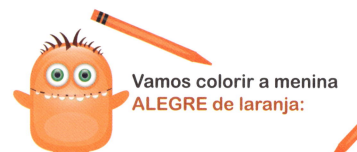

Vamos colorir a menina **ALEGRE** de laranja:

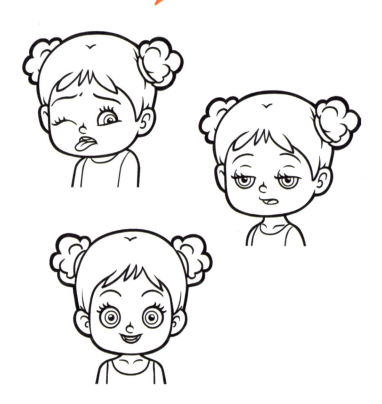

Vamos colorir

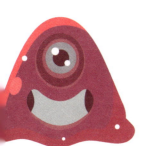

Vamos colorir o monstrinho da
RAIVA de rosa:

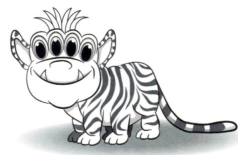

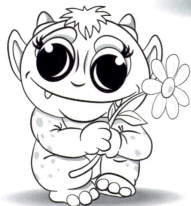

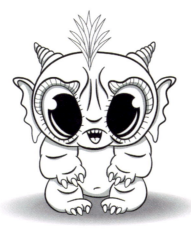

Vamos colorir

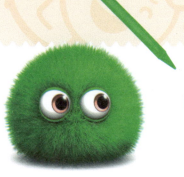

Vamos colorir o cachorro com **MEDO** de verde:

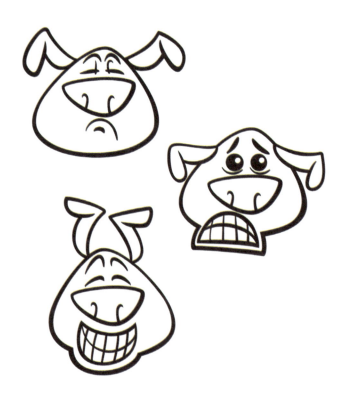

Referências:

NELSEN, J. *O espaço mágico que acalma.* São Paulo: Editora Manole, 2019.
NELSEN, J. *Disciplina Positiva:* o guia clássico para pais e professores que desejam ajudar as crianças a desenvolver autodisciplina, responsabilidade, cooperação e habilidades para resolver problemas. 3.ed. São Paulo: Editora Manole, 2015.

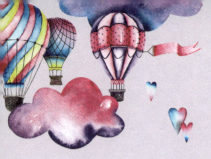

Este livro foi composto nas tipologias Arial Rounded MT Bold e Cavorting Regular.
Impresso pela gráfica Impressul em janeiro de 2021.